நோயின்றி வாழ நான்கு வழிகள்

அக்கு ஹீலர் அ. உமர் பாரூக்

எதிர் வெளியீடு

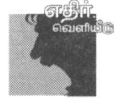

நோயின்றி வாழ நான்கு வழிகள்
அக்கு ஹீலர் அ. உமர்பாரூக்

முதல் பதிப்பு: ஜூன் 2013
எதிர் வெளியீடு முதல் பதிப்பு: ஜூலை 2018
எதிர் வெளியீடு மூன்றாம் பதிப்பு: பிப்ரவரி 2025

எதிர் வெளியீடு,
96, நியூ ஸ்கீம் ரோடு, பொள்ளாச்சி – 642 002
தொலைபேசி: 04259 –226012, 99425 11302

விலை: ரூ. 40

Noyindri Vazha Naanku Vazhikal
Acu Healer A. Umar Farook
Copyright © A. Umar Farook

First Edition: December 2013
Ethir Veliyeedu First Edition: July 2018
Ethir Veliyeedu Third Edition: February 2025

Published by
Ethir Veliyeedu, 96, New Scheme Road, Pollachi - 642 002
email: ethirveliyedu@gmail.com
www.ethirveliyeedu.com

ISBN: 978-93-87333-28-4
Cover Design: Santhosh Narayanan
Printed at Jothy Enterprises, Chennai.

All rights reserved. No part of this book may be reprinted or reproduced or utilised in any form or by any electronic, mechanical or other means, now known or hereafter invented, including photocopying and recording, or in any information storage or retrieval system, without permission in writing from the Publisher.

மனிதன் - பரிணாம வளர்ச்சியில் உச்சகட்டமானவன். உலகில் வாழும் எல்லா உயிரினங்களை விடவும் தகவமைப்புத் திறனில் முதன்மையானவன். ஆனால் இன்று எல்லாவித நோய்களுக்கும் தன்னை அடிமையாக்கிக் கொண்டவனாக இருக்கிறான்.

இன்றைய உலகம் வியாபாரமயமானது. நம்முடைய அடிப்படைத் தேவைகள் என்று நாம் பறைசாற்றிக்கொள்ளும் உணவு, உடை போன்ற அனைத்திற்கும் விலை உண்டு. இவற்றையெல்லாம் கடந்து நம் அடிப்படை உரிமையாக இருக்கவேண்டிய ஆரோக்கியத்திற்கும் இப்போது ஆபத்து வந்துவிட்டது.

நாம் பயன்படுத்தும் அன்றாடப் பயன்பாட்டுப் பொருட்கள் முதல் உணவுகள் வரை அனைத்தும் இரசாயனமயமாகி விட்டன. காற்று, நீர், உணவுகள்... என அனைத்தும் நம் காலத்தில் வியாபாரமாகி, இலாபத்திற்காக தங்களோடு நோய்களையும் இணைத்துக் கொண்டுள்ளன. இவற்றில் இருந்து நாம் தப்புவது எவ்வாறு?

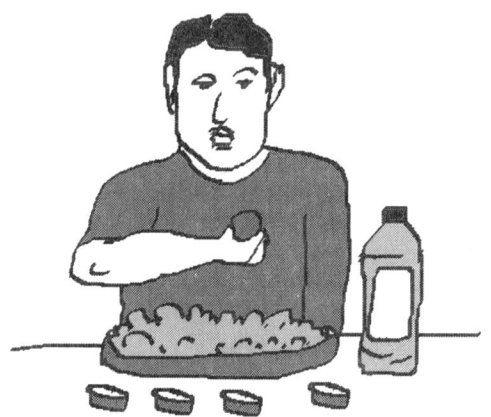

ஒவ்வொரு மனிதனும் இயல்பில் தனக்கான எதிர்ப்பு சக்தியோடே பிறக்கிறான். எதிர்ப்பு சக்தி இல்லாத எந்த ஒரு மனிதனும் இல்லை. தன்னுடைய உடலைப் பாதுகாத்துக்கொள்ளும் வேலையை நம் எதிர்ப்பு சக்தி செய்துவருகிறது. உலகில் உள்ள எல்லா மருத்துவங்களும் எதிர்ப்பு சக்தி குறைபாட்டையே நோய்களாகக் கூறுகின்றன. நம் உடலில் தோன்றும் எல்லாவிதமான தொந்தரவுகளுக்கும் நம்முடைய எதிர்ப்பு சக்தியை நாம் சரியாகப் பராமரிக்காததே காரணமாக இருக்கிறது.

நம் உடலின் இயல்பான எதிர்ப்பு சக்தியை நாம் பராமரிக்காதபோது, சின்னச் சின்னத் தொந்தரவுகள் உடலில் தோன்றுகின்றன. அப்போதும் நாம் உடலுக்கு உதவி செய்யாமல் மேலும் எதிர்ப்பு சக்தியை பாதிப்புக்குள்ளாக்குகிறோம். சிறிய தொந்தரவுகளை பெரிய நோய்களாக மாற்றுவதற்காக நாம் உதவி செய்கிறோம். இவையெல்லாம் உடல் அளவில்.

நமக்கு ஏற்பட்ட சிறிய தொந்தரவுகளை மிகப்பெரிய நோய்களாக எண்ணி பயப்படுகிறோம். இன்று நோய்கள் பற்றிய விழிப்புணர்வை நமக்கு ஏற்படுத்துவதாகச் சொல்லி பன்னாட்டு நிறுவனங்கள் நம்முள் பயத்தை விதைக்கின்றன. பயம் என்ற நோயால் மனமும் பாதிப்படைகிறது. பராமரிக்கப்படாத எதிர்ப்பு சக்தி, பயப்படுகிற மனம் என்ற கூட்டு நம் ஆரோக்கியத்தைச் சீர்குலைக்கிறது.

நம் உடலின் எதிர்ப்பு சக்தியை சரியாகப் பராமரித்தோமானால் உடலில் ஏற்படும் சிறிய தொந்தரவுகள் முதல் மிகப்பெரியதாகக் கூறப்படும் நோய்கள் வரை அனைத்தையும் எதிர்கொள்ள முடியும். அவற்றில் இருந்து விடுபட முடியும். இந்த உடலியல் அனுபவங்களின் மூலமாக பயத்தில் இருந்து மனதையும் மீட்க முடியும்.

இப்போது நம் தேவை - எதிர்ப்பு சக்தியைச் சரியாக வைத்துக் கொள்ளும் வழிகள். நோயின்றி வாழ நான்கு எளிமையான வழிகளை இக்குறு நூலின் மூலம் அறியலாம்.

நாம் எல்லோரும் காலம் காலமாக அறிந்த, இப்போது வெறும் வார்த்தையாக மட்டுமே வாழ்ந்து கொண்டிருக்கும் அடிப்படை பழக்கங்கள்தான் எதிர்ப்பு சக்தியைப் பாரமரிக்கும் வழிகள் ஆகும். உடல் தன் தேவைகளை நமக்கு அறிவிக்கிறது. அப்போது உடலின் தேவைகளை நாம் அளித்தால் போதும். இதுதான் எதிர்ப்பு சக்தியைப் பராமரிக்கும் அற்புத வழிகள்.

உடலின் அடிப்படைத் தேவைகளை நான்காகப் பிரிக்கலாம்.

1. பசி
2. தூக்கம்
3. தாகம்
4. ஓய்வு

...மேற்கண்ட அடிப்படைத் தேவைகளை நாம் முறையோடு நிறைவேற்றினால் போதும். இவற்றை முறையாக நிறைவேற்றுவது எவ்வாறு என்பதை இப்பகுதியில் பார்க்கலாம்.

பசி என்ற விஷயத்தை எடுத்துக்கொண்டால் அதில் நான்கு கேள்விகள் நம்முன் நிற்கின்றன.

எப்போது சாப்பிட வேண்டும்?

எதைச் சாப்பிட வேண்டும்?

எவ்வளவு சாப்பிட வேண்டும்?

எப்படிச் சாப்பிட வேண்டும்?

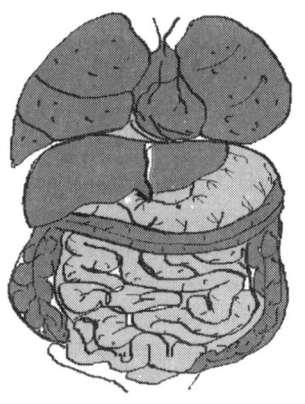

இக்கேள்விகளுக்கான விடைகள் அனைத்துமே நமக்கு ஏற்கனவே தெரியும். ஆனாலும் நாம் பின்பற்றுவதில்லை. ஒவ்வொரு கேள்விக்கான பதிலையும் ஆராய்வோம்.

நாம் ஏன் சாப்பிட வேண்டும்? என்ற கேள்வியை முதலில் நம்மை நாமே கேட்டுக் கொள்வோம். இந்த உடல் சக்தியோடு, ஆரோக்கியமாக இருப்பதற்காகத்தான் நாம் சாப்பிடுகிறோம். ஆக, உடலிற்காகத்தான் சாப்பிடுகிறோம். அப்படியானால் உடல் கேட்கிறபோது கொடுக்க வேண்டுமா? அல்லது நாம் நினைக்கும் போதெல்லாம் கொடுக்கலாமா? உடலுக்காக நாம் சாப்பிடுவது உண்மையானால் உடல் கேட்கிறபோது கொடுப்பதுதானே நியாயம்? நம்முடைய உடல் உணவைக் கேட்கிறதா இல்லையா? என்பதையும், உடல் வேறு வேலையில் ஈடுபட்டிருக்கிறதா? என்பதையும் அறியாமல் நாம் உடலுக்குக் கொடுக்கும் உணவுகள் நிச்சயமாக சக்தியைத் தராது. மாறாக, உடலின் உள்ளுறுப்புகளில் கழிவுகள் பெருக வழி செய்யும்.

நாம் அணிந்திருக்கிற கைக்கடிகாரம் தனக்கான சக்தியை பேட்டரியில் (செல்லில்) இருந்து பெற்றுக்கொள்கிறது. ஒருநாள் கைக்கடிகாரம் நிற்கிறபோதுதான் நாம் காலியான பேட்டரியை அகற்றிவிட்டு புதிய சக்தியுள்ள பேட்டரியைப் பொருத்துகிறோம். நல்ல நிலையில் கடிகாரம் ஓடிக்கொண்டிருக்கும்போதே நமக்கு நேரம் இருக்கிறது என்பதற்காக, கூடுதலாக ஒரு பேட்டரியை கடிகாரத்தில் பொருத்த முயன்றால் கடிகாரம் என்ன ஆகும்? இன்னும் கூடுதலான சக்தி சேமிப்பில் இருக்கட்டும் என்று நினைத்து நான்கு, ஐந்து பேட்டரிகளை கடிகாரத்திற்குள் பொருத்த முடியுமா? முடியாது என்பதை நாம் அறிவோம். எனவே இப்படிப் பொருத்த முயல்வதில்லை.

ஒரு சாதாரணக் கருவியான கைக்கடிகாரத்திற்குக்கூட அது கேட்கும்போதுதான் சக்தியைத் தர முடிகிறது. கூடுதலாகக் கொடுக்க முடிவதில்லை. ஆனால், நம் உடலின் ஒவ்வொரு உயிரணுவும் தன்னிகரில்லாத அற்புதம். அதை உலகின் எந்தக் கருவியோடும் ஒப்பிட முடியாது. அப்படிப்பட்ட உயிரணுக்கள் கோடிக்கணக்கில் இணைந்து உருவான நம் உடலை நாம் எப்படி அணுகுகிறோம்? நமக்கு நேரம் கிடைக்கிறபோது சாப்பிடுவது. உடல் கேட்கிறபோது சாப்பிடுவதில்லை. உடலின் அனைத்துவிதமான இயக்கங்களின் அடிப்படை ஆதாரமே பசிதான். பசித்து நாம் உண்ணும் உணவைச் செரித்துத்தான் முழு உடலின் ஆரோக்கியமும் நிலைப்படுத்தப்படுகின்றது.

சாப்பிடுவது என்பதை ஒரு கட்டாயக் கடமையாகச் செய்யக்கூடாது என்பதற்காகத்தான் நம் உடல் சுவையுணர்வை அளித்திருக்கிறது. சுவைக்காகவாவது நாம் சாப்பிடுவோமல்லவா? பசி என்பது உடலின் சக்தித் தேவையை அறிவிக்கிறது. உணவைச் செரித்து உடலுக்குச் சக்தியளிக்க உள்ளுறுப்புகள் தயார் என்பதை பசி நமக்கு அறிவிக்கிறது. ஆனால் நாம் என்ன செய்கிறோம்? பசிக்கிறபோது சாப்பிடுவதில்லை. குறிப்பிட்ட நேரத்தில் உணவு கிடைக்காதபோது உடல் உள்ளுறுப்புகளைப் பராமரிக்கின்ற வேலைகளைச் செய்வதற்காகப் போய்விடுகிறது. நமக்கு நேரம் கிடைக்கிறது என்பதற்காக பசி இல்லாதபோது நாம் சாப்பிடுகிறோம். பசியிருக்கும்போது சாப்பிடாவிட்டாலும் பரவாயில்லை. ஆனால், பசியில்லாதபோது சாப்பிடுவது உடலில் கழிவுகள் தேங்க வழிவகுக்கும். சரி... பசி போய்விட்டது. இனி எப்போது சாப்பிடலாம்? அடுத்த முறை பசி வரும் போதுதான் நாம் சாப்பிட வேண்டும்.

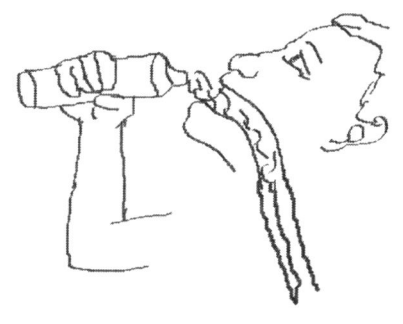

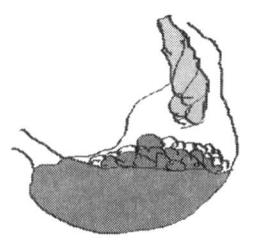 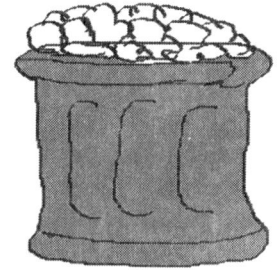

வயிறு காலியாக இருந்தால், நேரத்திற்குச் சாப்பிடாவிட்டால் "அல்சர்" வரும் என்று கூறுகிறார்களே? என்று நமக்குக் கேள்வி உருவாகும். இரைப்பையில் புண் பசித்துச் சாப்பிடாததால் ஏற்படுவதல்ல. மாறாக, தேவைக்கு அதிகமாக, உடல் கேட்காத போது சாப்பிடுவதால் ஏற்படுவது. பசிக்கும்போது இரைப்பையில் அமிலங்கள் தயாராக இருக்கும். அப்போது நாம் சாப்பிடாவிட்டால் அந்த அமிலங்கள் அங்கேயே இருக்கும். அவை இரைப்பையை ஓட்டைபோட்டு விடாது. ஏனென்றால் அந்த அமிலங்களைத் தயாரிப்பதே இரைப்பைதானே? இரைப்பையின் சுவர்களை ஓட்டைபோடும் அளவிற்கு நம் செரிமான மண்டலத்தில் எந்த ஒரு அமிலமுமே இயற்கையில் இல்லை. நம் உடலில் கழிவுகள் தேங்கும்போது அதிலிருந்து சுரக்கும் அமிலங்கள்தான் இரைப்பைச் சுவர்களை அரிக்கும் தன்மையுடையது.

நாம் சாப்பிடுவதற்காக தட்டு நிறைய சாப்பாட்டை வைத்திருக்கிறோம். சாப்பிட்டுக் கொண்டிருக்கும்போது பசி தீர்ந்து, வயிறு நிறைந்த உணர்வு ஏற்படுகிறது. இப்போது சாப்பிடுவதை நிறுத்திக்கொள்ள வேண்டிய நேரமாகும். தட்டில் நிறைய சோறு மிச்சமிருந்தாலும், உடல் போதும் என்று சொல்கிறபோது நிறுத்திக் கொள்ளத்தானே வேண்டும்? ஏனென்றால் உடலிற்காகத்தானே

சாப்பிடுகிறோம். அப்படி நிறுத்திக்கொண்டால் மிஞ்சிய சோற்றை குப்பைத் தொட்டியில் போடுகிறோம். அவ்வாறு நிறுத்திக் கொள்ளாவிட்டால் குப்பைத் தொட்டியில் போடவேண்டிய சோற்றை இரைப்பையில் போடுகிறோம். இப்போது இரைப்பை குப்பைத் தொட்டியாக மாறுகிறது. சாதாரணச் சோறுதானே... கொஞ்சம் கூடுதலாக உள்ளே போய்விட்டால் என்ன? இப்படி பயமுறுத்துகிறீர்களே? என்று தோன்றுகிறதா? நாம் ஒருநாள், இரண்டு நாள் இப்படிச் செய்யவில்லை. எப்போதுமே பசியை விட அதிகமாகவோ, பசியற்ற நிலையிலோ சாப்பிடுகிறோம்.

ஒரு தட்டில் நீங்கள் வழக்கமாகச் சாப்பிடும் சாதாரண சோற்றை பிசைந்து வைத்துவிடுங்கள். மூன்று, நான்கு நாட்களில் அது என்னவாகும்? முதலில் பிசு பிசுப்பாக மாறி, குழைந்து போகும். அப்புறம் நாற்றமெடுக்கத் துவங்கும். இதே நிலையில் நீண்ட நாட்களுக்கு விட்டுவிட்டால் என்ன ஆகும்? கழிவாக மாறிய உணவிலிருந்து உருவாகும் அரிக்கும் தன்மைகொண்ட அமிலம் சாப்பாடு வைத்திருந்த உலோகத் தட்டையே ஓட்டையாக்கி விடும். நம்முடைய குடலும், இரைப்பையும் இரும்பினால் ஆகியிருந்தால் கூட நாம் உள்ளே அனுப்பும் கழிவுகளில் ஓட்டை விழுந்திருக்கும். ஆனால் நம்முடைய உள்ளுறுப்புகள் மிகவும் மென்மையான திசுக்களால் ஆனவை. அளவுக்கு மீறி நாம் உடலுக்குள் தள்ளும் கழிவுகளைத் தாங்குமா? சாதாரண சோறுதான். அது உள்ளே போய் என்னவாக மாறுகிறது என்பது நாம் எப்போது சாப்பிடுகிறோம், எவ்வளவு சாப்பிடுகிறோம் என்பதைப் பொறுத்தது.

எப்போது சாப்பிட வேண்டும் என்ற கேள்விக்கு நம் முன்னோர்கள் பதில் தருகிறார்கள் “பசித்துப் புசி” என்று. பசியை உணர்ந்து, உடல் கேட்கிறபோது உணவு கொடுப்பதுநான் நம் உள்ளே இருக்கும் மருத்துவரை முழு பலத்தோடு வைத்துக்கொள்வதன் முதல் படி. பசியை முழுமையாக உணர டீ, காபி, பால் போன்றவற்றைத் தவிர்த்துவிடுவது நல்லது. சுறுசுறுப்பிற்காக டீ அல்லது காபி தேவைப்படுகிறது என்று நீங்கள் கருதினால் பால் சேர்க்காத டீ, காபியை பயன்படுத்தலாம். பால் - மந்தம் தருகிற, செரிக்க முடியாத உணவாக இருக்கிறது. பாலைத் தவிர்ப்பது பசியை உணர உதவும்.

அடுத்த கேள்வி. எதைச் சாப்பிட வேண்டும்? என்பது. இது சைவமா? அசைவமா? என்ற உணவின் பயன்பாட்டுப் பிரிவுகள் குறித்த கேள்வியில்லை. சைவமும், அசைவமும் தேவைக்கு எடுத்துக்கொள்வது உடல் நலத்தைத் தரும். இரண்டுமே நல்ல உணவுகள்தான்.

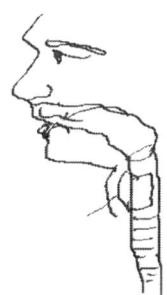

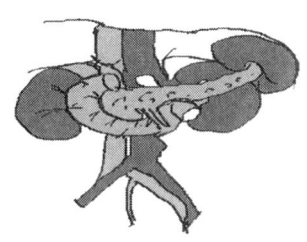

நாம் எந்த விதமான உணவுப்பொருளைச் சாப்பிட வேண்டும் என்று முடிவு செய்வது என்பது இந்த உணவை நாம் எதற்காகச் சாப்பிடுகிறோம் என்பதில் இருந்து வருகிறது. நாம் உணவுகளை அதிலுள்ள சத்துப் பொருட்களுக்காகச் சாப்பிடுகிறோமா? அரிசியில் கார்போஹைட்ரேட்டும், பருப்பில் புரதமும், பாலில் கால்சியமும், பேரீச்சையில் இரும்புச் சத்தும் இருக்கிறது என்பதற்காக நாம் உணவுகளைச் சாப்பிடுகிறோமா? அப்படித் தான் நம்மில் பெரும்பாலோர் நம்பிக் கொண்டிருக்கிறோம். மேலே நாம் குறிப்பிட்ட சத்துக்கள் உணவில் உள்ளன. ஆனால் அவை மட்டுமே இல்லை. இன்றைய கருவிகளுக்கு அப்பாற்பட்ட ஏராளமான பொருட்கள் உணவில் உள்ளன. அவற்றுக்காகத்தான் நாம் சாப்பிடுகிறோம்.

நாம் ரசாயனச் சத்துக்களுக்காக உணவுகளைச் சாப்பிடுவதில்லை என்பதை நிரூபிக்க முடியுமா? நிச்சயமாக. நாம் தினசரி சாப்பிடும் உணவில் இருந்து நம் உடல் எடுத்து கொள்ளும் ரசாயனச் சத்துக்களின் பட்டியல் நம்மிடம் இருக்கிறது. அதாவது, ஒரு சராசரி மனிதனின் உடலுக்குத் தேவையான அவசியமான ரசாயனச் சத்துக்களின் பட்டியல் நமக்குத் தெரியும். அந்தப் பட்டியல் என்ன கூறுகிறது?

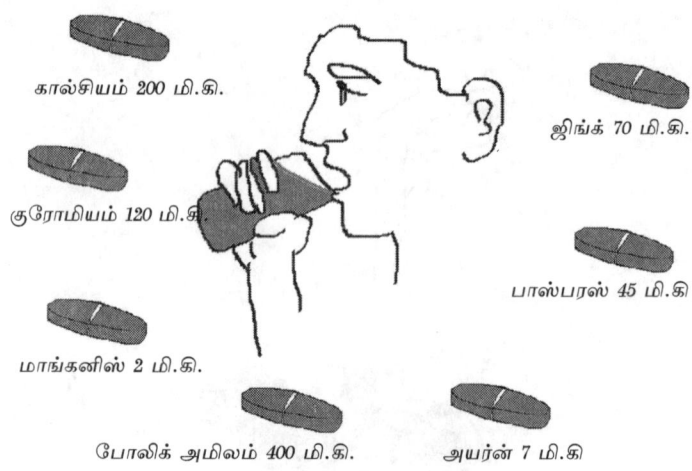

கால்சியம் 200 மி.கி.

குரோமியம் 120 மி.கி.

மாங்கனிஸ் 2 மி.கி.

போலிக் அமிலம் 400 மி.கி.

அயர்ன் 7 மி.கி

பாஸ்பரஸ் 45 மி.கி

ஜிங்க் 70 மி.கி.

விட்டமின்களில் 2 மி.கி. முதல் தனித்தனியான அளவுகளில்... இன்னும் பல சத்துக்கள் நம் உணவில் தினசரி இருந்தே ஆக வேண்டும் என்று மருத்துவர்கள் கூறுகிறார்கள். நாம் இதுமாதிரியான ரசாயனச் சத்துக்களாகத்தான் உணவுகளைச் சாப்பிடுகிறோமாம்.

இப்போது மேற்கண்ட ரசாயனங்களின் பட்டியலைக்கொண்டு ஒவ்வொரு சத்தையும் தனித்தனியாக செயற்கை ரசாயனமாக மருந்துக் கடைகளில் இருந்து பெற்றுக் கொள்கிறோம். எல்லா சத்துக்களும்தான் இப்போது பாக்கெட்டுகளிலும், மாத்திரைகளிலும் கிடைக்கிறதே? அப்படி வாங்கி தினமும் காலையில் ஒரே முறையில்

சப்பிட்டுவிடுகிறோம் என்று வைத்துக்கொள்ளலாம். அப்படி சாப்பிட்டுவிட்டால் அன்று முழுவதும் உடலுக்குத் தேவையான சத்துக்கள் அளிக்கப்பட்டுவிடும். இப்படி தினமும் சத்துக்களை மட்டும் உண்டு வந்தால் ஆரோக்கியத்தோடு இருக்க முடியுமா? இப்படி உணவு எதுவும் உண்ணாமல் சத்துக்களை மட்டும் சாப்பிடுபவர்களை எங்காவது நீங்கள் கேள்விப்பட்டிருக்கிறீர்களா? நாம் உணவுகளை உண்ணுவது இந்தச் சத்துக்களுக்காகத்தான் என்றால், தனியாக சத்துக்கள் கிடைக்கும்போது உணவுகள் எதற்கு தேவைப்படுகின்றன? எல்லா விளைநிலங்களையும் பிளாட்டுகளாக மாற்றிவிட்டு, உணவிற்குப் பதிலாக ரசாயனங்களைத் தின்று வாழ்ந்து விடலாம் அல்லவா? நம் அனைவருக்கும் தெரியும் ..இது சாத்தியமில்லை என்று. அப்படியானால் நம் உணவுகளை உண்பது வெறும் ரசாயனச் சத்துக்களுக்காக மட்டுமில்லை. அதையும் தாண்டிய கண்ணுக்குப் புலப்படாத ஆற்றல் அவ்வுணவுகளில் இருக்கிறது.

இப்போது சொல்லுங்கள். இந்த ரசாயனச் சத்துக்கள் இருக்கும் உணவுகளைத் தேடித் தேடி நாம் சாப்பிட வேண்டிய அவசியம் இருக்கிறதா? அல்லது உணவுகளில் இருக்கும் உயிர்ச்சத்து உடலுக்குத் தேவையான சக்தியை வழங்குமா? இரண்டில் எது சரியானது?

இன்னொரு உதாரணம். நாம் தாகத்திற்குப் பயன்படுத்தும் தண்ணீரில் என்ன சத்து இருக்கிறது? அதில் ரசாயனச் சத்துக்களும் இல்லை. உடலுக்குப் பலம் தரும் சக்தியும் இல்லை.. என்று கூறுகிறார்கள் மருத்துவர்கள். ஜீரோ கலோரி உணவு என்றுதான் தண்ணீர் அழைக்கப்படுகிறது. தண்ணீரில் சக்தி இருக்கிறதா? இல்லையா? என்பதை சிறு பரிசோதனை மூலம் நம்மால் அறிந்துவிட முடியும். இரண்டு நாட்களுக்கு முழு பட்டினி (விரதம்) இருங்கள். உணவும், தண்ணீரும் அருந்தாமல் இருக்கும் முழு விரதம் முடியும் நிலையில் நம் கண்கள் பஞ்சடைப்பதை உணரமுடியும். காதுகள் சப்தத்தை உணர முடியாமல் திணறுவதையும் நம்மால் அறிய முடியும். இப்போது மண்பானைத் தண்ணீரில் ஒரு டம்ளரை மிடக்கு, மிடக்காகக் குடியுங்கள். உடலில் என்ன நிகழ்கிறது? பஞ்சடைத்த கண்களும், சப்தத்தைக் கேட்க முடியாமல் திணறிய காதுகளும், சோர்வடைந்திருந்த உடலும் புத்துணர்ச்சி அடைவதை உணர முடியும். சில துளித் தண்ணீரில் இருக்கும் இந்த சக்தியை நம்மால் பரிசோதித்து அறிய முடியும். ஆனால், கருவிகளின் குருட்டுக் கண்களுக்கு தண்ணீரின் சக்தி இன்னும் தெரியவில்லை.

நாம் சாப்பிடுவது என்பது உணவில் இருக்கும் ரசாயனச் சத்துக்களுக்காக அல்ல. அதிலிருக்கும் உயிர்ச் சக்திக்காக. எனவே, இந்த இந்த உணவுகளில் இந்த இந்த சத்து இருக்கிறது என்று வகை பிரித்துச் சாப்பிட வேண்டிய அவசியமில்லை. 1940 களில் பிரெஞ்சு ஆய்வாளர் டாக்டர். லூயி கேர்வரான் சத்துக்கள் பற்றிய ஆய்வுகளை மேற்கொண்டார். மனித உடலுக்குத் தேவையான சத்துக்களை உணவு மூலம் நாம் கண்டுபிடித்துக் கொடுக்க வேண்டும் என்று நம்பிவருகிறோம். உதாரணமாக கால்சியம் சத்துக்களுக்காக நாம் பாலையும், முட்டையையும் உணவாகப் பயன்படுத்துகிறோம். கேர்வரானின் ஆய்வு இதைப் பற்றியதுதான். மனிதன் கால்சியத்திற்காக பாலையும், முட்டையையும் பயன்படுத்துகிறான் என்றால் பால் தரும் மாடு கால்சியத்தை எங்கிருந்து பெறுகிறது? முட்டை தரும் கோழி கால்சியத்தை எங்கிருந்து பெறுகிறது? என்பதுதான் கேர்வரானின் கேள்வி.

மாடும், கோழியும் தங்கள் உணவான மெக்னீசியத்தில் இருந்தும், மைக்காவில் இருந்தும் தங்களுக்குத் தேவையான கால்சியத்தை உருவாக்கிக்கொள்கின்றன. சாதாரண ஐந்து அறிவு விலங்குகளுக்கும், பறவைகளுக்கும் இருக்கும் உடலமைப்பு பரிணாம வளர்ச்சியில் உச்சகட்ட படைப்பான மனிதனுக்கு இல்லையா? இருக்கிறது என்பது தான் அறிவியல். எந்த உணவு சாப்பிட்டாலும் அதிலிருந்து கிடைக்கும் சக்தியில் இருந்து உடலானது தனக்குத் தேவையான சத்துக்களை உற்பத்தி செய்து கொள்கிறது. எனவே நாம் சாப்பிடும் உணவு நமக்குப் பிடித்ததாக இருக்கவேண்டுமே தவிர, அதில் என்ன விதமான சத்துக்கள் இருக்கின்றன என்பதை நாம் அறிய வேண்டிய அவசியமில்லை. நமக்குப் பிடித்த உணவை, பசிக்கும் போது சாப்பிட்டால் உடலின் தேவைகளை உடலே உருவாக்கிக் கொள்ளும்.

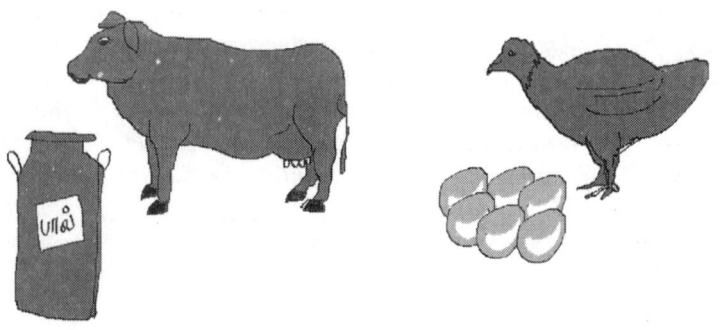

அப்படியானால் எப்படியான உணவுகளை நம் தினசரி வழக்கத்தில் வைத்துக் கொள்ளலாம்? முதலில் காலை உணவைப் பார்க்கலாம். காலை உணவை ஆங்கிலத்தில் "ப்ரேக் ஃபாஸ்ட்" என்று அழைப்பார்கள். அப்படியென்றால் விரதத்தை முடித்துக் கொள்வது என்று அர்த்தம். (BREAK THE FASTING). வெறும் வயிற்றோடு, ஏறக்குறைய முழு விரதம் போல நாம் இரவுகளைக் கழிக்கிறோம். ஒரு முழு விரதம் இருந்துவிட்டு அதை எப்படி பூர்த்தி செய்வோம்? காலையில் இருந்து வெறும் வயிற்றோடு இருந்துவிட்டு, திட உணவுகளைச் சாப்பிட்டு விரதத்தை முடிப்போமா? இல்லை. முதலில் திரவ உணவுகளையே உண்ணுவோம். அப்படித்தான் நம் காலை உணவுகள் எளிமையான திரவ உணவுகளாக இருப்பது நல்லது. முழு இரவின் விரதத்தை முடித்துக்கொள்ள திரவ உணவுகள் அருமையானவை. கிராமங்களில் காலை உணவாக "நீர் ஆகாரம்" என்று அழைக்கப்படும் திரவ உணவை அருந்துவதை நீங்கள் பார்த்ததில்லையா? முதல் நாள் எஞ்சிய சோற்றில் தண்ணீர் ஊற்றி, அந்தத் தண்ணீரை மட்டும் மறுநாள் காலையில் குடிப்பார்கள். இதுதான் நீராகாரம். ஆக, காலை உணவை திரவ உணவாக உண்ணும் பழக்கம் உலகம் முழுவதும் இருந்து வந்திருக்கிறது. நாகரீக வளர்ச்சியில் நாம் உணவு வகைகளைப் போலவே, உணவு முறைகளையும் இழந்தோம்.

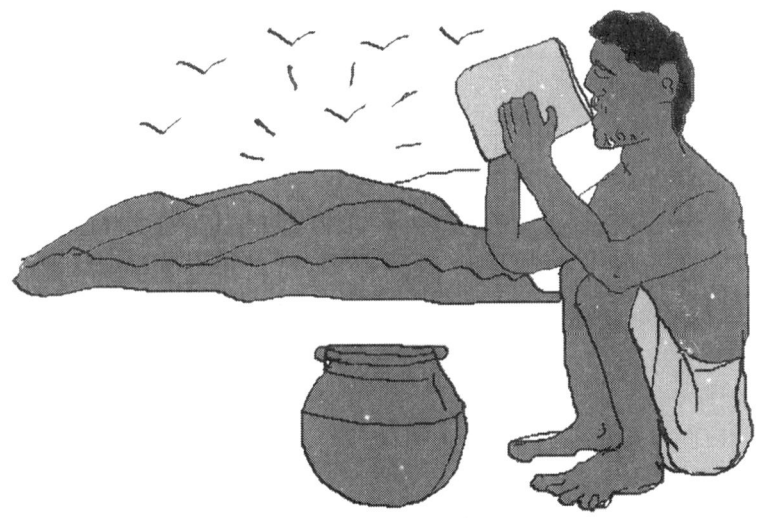

காலை உணவாக திரவ உணவு. மதிய வேளையில் திட உணவு. இரவுகளில் எளிய உணவு. இப்படி நம்முடைய உணவு முறைகளை வைத்துக்கொண்டால் உடல்நலம் சீராக இருக்கும். நாம் உண்ணும் எல்லா உணவுகளுமே நமக்குப் பிடித்த உணவுகளாக இருக்கவேண்டும் என்பது முக்கியம்.

இப்போது மூன்றாம் கேள்விக்கு வருவோம். எவ்வளவு சாப்பிட வேண்டும்?

நாம் இவ்விஷயத்தை முதல் கேள்வியிலேயே பார்த்தோம். அளவுக்கு அதிகமாக நாம் சாப்பிடும் உணவு, கழிவாக மாறுகிறது. எனவே அளவோடு சாப்பிட வேண்டும். "அளவுக்கு மிஞ்சினால் அமிர்தமும் நஞ்சு."

அளவு மீறாமல் எப்படிச் சாப்பிடுவது? நமக்குப் பசிக்கிறது. இப்போது உணவருந்துகிறோம். சாப்பிட்டுக் கொண்டிருக்கும் போதே போதும் என்ற உணர்வு தோன்றும். இது முதல் அறிவிப்பு. அடுத்த நிலையில் நாக்கின் சுவையுணர்வு குறையத்துவங்கும். நாம் சாப்பிடத் துவங்கியபோது முதன் முதலில் உணவில் இருந்த சுவை இப்போது குறைந்து, காணாமல் போகும். இந்த நிலையில் நாம் சாப்பிடுவதை நிறுத்திக்கொள்ள வேண்டும். மூன்றாம் நிலையில் போதுமான உணவு இரைப்பைக்குள் சென்றவுடன் ஏப்பம் வெளியாகும். மேற்கண்ட அறிவிப்புகள் எல்லாம் நம் உடலால் கொடுக்கப்படுபவை. "போதும் நிறுத்து" என்று அறிவிப்பவை. இப்படி அளவோடு நிறுத்திக் கொள்வது, பசித்துச் சாப்பிடும் அளவிற்கு முக்கியமானது.

பசிக்கும்போது, நமக்குப் பிடித்த உணவுகளை அளவோடு சாப்பிட வேண்டும். இனி, எப்படிச் சாப்பிடுவது? என்பதைப் பார்க்கலாம்.

உணவை நன்றாக அரைத்து, கூழாக்கி விழுங்க வேண்டும் என்றும், நாமாக முயன்று பற்களைக்கொண்டு வாய் வலிக்கும் வரை மெல்ல வேண்டும் என்றும் கற்றுத் தரப்படுகிறது. இது சரியான முறையா? "நொறுங்கத் தின்றால் நூறு வயது" என்ற முதுமொழிக்கு மேற்கண்டவாறு அர்த்தம் தரப்படுகிறது.

தமிழில் "நொறுங்குதல்" என்பதற்கும், "நொறுக்குதல்" என்பதற்கும் வேறுபாடு உள்ளது. நொறுங்குதல் என்பது தன்னியல்பில் நடப்பதைக் குறிக்கும். நொறுக்குதல் என்பது நம் முயற்சியால் செயற்கையாக நொறுக்கப்படுவதைக் குறிக்கும்.

முதல் சொல் தானாக நடப்பதையும், இரண்டாம் சொல் நம்மால் நடப்பதையும் குறிப்பிடுகிறது.

நம் உடலில் நொறுங்கத் தின்பது என்பது யாருடைய வேலை? நம் சொந்த முயற்சியில் நடக்கவேண்டிய வேலையா? அல்லது பற்களின் இயல்பான வேலையா? இந்தக் கேள்வியை அப்படியே விட்டு விட்டு இன்னொரு விஷயத்திற்கு வருவோம். மூச்சு விடுவது யாருடைய வேலை? நீங்கள் முயன்று மூச்சு விடுகிறீர்களா? அல்லது உடலே மூச்சு விட்டுக்கொள்கிறதா? உடல்தான் சுவாசிக்கிறது. உடல் செய்ய வேண்டிய வேலையான சுவாசத்தை நாம் கையில் எடுத்தால் என்ன ஆகும்? கொஞ்ச நேரம் நீங்கள் சுவாசிக்க முயலுங்களேன். என்ன ஆகிறது? சுவாசம் சீரற்றுப் போகும். மூச்சு விடமுடியாத அளவிற்கு நெஞ்சு கனமாகும். ஆனால், உடலே சுவாசித்தபோது எல்லாம் நன்றாக இருந்தது. இப்படி, உடலுடைய இயல்பான வேலைகளில் நாம் குறுக்கிட்டால் குளறுபடிதான் நடக்கும். அப்படி, பற்களின் இயல்பான வேலைதான் மெல்லுவது. அதை நாம் கையில் எடுக்கவேண்டிய அவசியம் இல்லை.

மெல்லுவது பற்களின் வேலை என்பதை எப்படி நம்புவது? ஒரு தேங்காய்த் துண்டை அப்படியே வாயில் போட்டு விழுங்குங்கள் பார்ப்போம். மெல்லுவது உங்கள் வேலைதான் என்றால் ஒரு முறைகூட மெல்லாமல் தேங்காய்த் துண்டை விழுங்கிவிட முடிய வேண்டும். ஆனால் அப்படி முடிவதில்லை. பற்கள் நம்மையும் மீறி ஓரிரு முறைகளாவது கடித்து விடுகின்றன. ஆக, மெல்லுவது என்பதும் சுவாசிப்பதைப் போல உடலின் இயக்கம்தான். கண்களில் தூசிபடும்போது நம் கட்டுப்பாட்டை இழந்து இமைகள் மூடுவதைப் போல பற்கள் தங்களின் கடமையாற்றுகின்றன.

அப்படியானால் என்னதான் செய்ய வேண்டும்? பற்களுடைய நொறுக்குகிற வேலையை நாம் செய்யக்கூடாது. பற்களின் வேலையை பற்கள்தான் செய்யவேண்டும். அதை நாம் செய்ய விட வேண்டும். நீங்கள் உங்கள் நண்பருடன் பேசிக்கொண்டிருக்கும் போதே டி.வி.யும் பார்த்தால் இரண்டில் எதில் உங்கள் கவனம் இருக்கும்? இரண்டிலும் மாறி, மாறி கவனம் இருக்கும். முழுமையான கவனம் இரண்டிலும் இருக்காது. சில நேரங்களில் வார்த்தைகளை மாற்றிப் பேசி விடுவோம். கவனமின்மை என்பது கவனத்தை திசை திருப்புவதால் நிகழ்கிறது. அப்படி, நாம் உண்ணும்போது உண்ணுவதை மட்டும் செய்தால் நம் கவனம் எங்கு இருக்கும்? உண்ணும்போதே வேறு பல வேலைகளையும் (டி.வி.பார்ப்பது, வாசிப்பது) நாம் செய்தால் நம் முழு கவனம் உண்ணுவதில் இருக்காது. சில நேரங்களில் என்ன சாப்பிட்டோம்

என்பதுகூட மறந்து விடுகிறது. நம்முடைய கவனம் உண்ணுவதில் மட்டும் இருக்கும்போது பற்கள் தங்கள் வேலையை முழுமையாகச் செய்கின்றன. நாம் பிற வேலைகளைச் சேர்த்துச் செய்யும்போது மெல்லுவது முழுமையடைவதில்லை. இதைத்தான் நம் பழமொழி கூறுகிறதே தவிர, ஓவர் டைம் போட்டு மெல்லச் சொல்லவில்லை.

நொறுங்கத் தின்றால் (பற்கள் நொறுங்கச் செய்யும் வரை அனுமதித்தால்) நூறு வயது.

எப்படிச் சாப்பிடுவது என்பதை நாம் இப்போது அறிந்திருக்கிறோம். பசிக்கிறபோது, பிடித்த உணவை, அளவோடு, வேறு வேலைகள் ஏதும் செய்யாமல் சாப்பிட வேண்டும். நம்முடைய மருத்துவரை முழு பலத்தோடு வைத்துக்கொள்ளும் அடிப்படை வேலையான பசியை இவ்வாறு நாம் பயன்படுத்திக்கொள்ள வேண்டும்.

அடுத்தது - தூக்கம்.

தூக்கம் என்பதில் ஏன் தூங்க வேண்டும்? என்பதும், எப்போது தூங்க வேண்டும்? என்பதும் அடங்கும். இரண்டுமே ஒரே விஷயத்தையே விளக்கும் என்பதால் பிரித்துப் பார்க்க வேண்டியதில்லை.

தூக்கத்தின் அவசியம் என்ன என்பதைப் புரிந்துகொள்ள இரண்டு, மூன்று நாட்கள் நாம் தூங்காமல் இருந்தால் போதும். தொடர்ந்து தூங்காமல் இருக்கும்போது உடல் மொத்தமும் சோர்வடைகிறது. யோசிக்கிற, பேசுகிற அனைத்து விஷயங்களிலும் மனம் நிலைகொள்ளாமல் தத்தளிக்கிறது. உடலை, மனதை புத்துணர்வளித்து புதுப்பிக்கும் வேலைதான் தூக்கத்தின்போது நடைபெறுகிறது. தூக்கம் என்பது தவிர்க்க முடியாத ஒன்று என்பதை நாம் அனைவருமே அறிவோம். ஆனால், நம்முடைய தவறுகள் அனைத்தும் பசி, தூக்கம் இந்த இரண்டு விஷயங்களில் வேரூன்றியுள்ளன.

எப்போது தூங்க வேண்டும்? என்ற கேள்வியை யாரிடம் கேட்டாலும் "இரவில்" என்றுதான் பதில் சொல்வார்கள். பகல் உழைப்பதற்கான, தேடுவதற்கான நேரமாகவும், இரவு தூங்குவதற்கான நேரமாகவும் உலகம் முழுவதும் அறியப்படுகிறது. இந்த நவீன காலத்தில் இரவு முழுக்க வேலை செய்யும் இரவு உழைப்பாளர்கள் பெருகியிருக்கிறார்கள். அமெரிக்கா போன்ற மேற்கத்திய நாடுகளின் முதலாளிகள் இரவுகளில் ஓய்வெடுப்பதற்காக, வளரும் நாடுகளில் உள்ள நடுத்தர மக்கள் தங்கள் இரவுகளை விலைபேசுகிறார்கள்.

இரவு 10 மணிக்குப் படுத்து, காலை 5 மணி வரை உறங்குவதற்குப் பதிலாக, அதே ஏழு மணி நேரத்தை பகலில் தூங்கினால் என்ன ஏற்பட்டுவிடப்போகிறது? என்பது நம்மில் பெரும்பாலோரின் கேள்வியாக இருக்கிறது. அப்படி ஒரு நாள் இரவு முழுவதும் விழித்திருந்துவிட்டு, மறுநாள் பகலில் தூங்கிப் பாருங்கள். இரவில் ஆறு மணிநேரம் தூங்குவதற்குப் பதிலாக பகலில் எட்டு மணி நேரம் கூட தூங்கிப் பாருங்கள். இரவு தூங்காத சோர்வு, பகல் தூக்கத்தால் நீக்கப்படுவதில்லை. ஒரு இரவுத் தூக்கத்திற்கு, பல நாள் பகல் தூக்கமும் ஈடாகாது. இரவில் தூங்க முடியாத சோர்வை நம் உடல் பல நாட்களுக்குப் பின்பும் வெளிப்படுத்திக்கொண்டே இருக்கும். தொழிற்சாலையில், மில்லில் வேலை செய்யும் தொழிலாளர்களுக்கு பகல் ஷிப்டிற்குக் கொடுக்கும் சம்பளத்தை விட, இரவு ஷிப்டிற்கு கொடுக்கப்படும் சம்பளம் அதிகம். ஏன் இவ்வாறு கூடுதலாகச் சம்பளம் தரப்படுகிறது? திருப்பூர், கோவை போன்ற பகுதிகளில் கம்பெனிகளில் இரவு வேலைக்குப் போகும் தொழிலாளர்களுக்கு இரவு உணவும், அவர்கள் கேட்கிறபோதெல்லாம் தேநீரும், கூடுதல் சம்பளமும் வழங்கப்படுவது வழக்கம். பகலில் வேலை செய்யும் அதே மணிக்கணக்கு தான் இரவிலும். ஆனால் எதற்காக இவ்வளவு வசதிகள் வழங்கப்படுகின்றன?

ஏதோ ஒரு வகையில் நாம் உணர்ந்திருக்கிறோம். இரவின் ஒரு மணி நேரமும், பகலின் ஒரு மணி நேரமும் சமமானதல்ல என்பதை. அப்படி என்னதான் இரவுத் தூக்கத்தில் இருக்கிறது?

சீன மரபு வழி மருத்துவமான அக்குபங்சர் கூறுகிறது - இரவு 11 மணியில் இருந்து, அதிகாலை 3 மணி வரைக்கும் உடலில் கல்லீரல் தொகுப்பு சிறப்பாக வேலை செய்யும் நேரம் என்று. அப்படியானால் அது பகலில் வேலை செய்வதில்லையா? உடலின் ஒவ்வொரு உறுப்பும் எப்போதும் வேலை செய்துகொண்டுதான் இருக்கிறது. ஆனால் சில நேரங்களில் சில உறுப்புகள் சிறப்பு வேலையைச் செய்யும். நம் உடலில் கல்லீரலின் பொதுவான வேலையாக நாம் அறிவது - அது செரிமான மண்டலத்தில் முக்கியமான பங்காற்றுகிறது என்பதைத்தான். கல்லீரலில் இருந்து சுரக்கப்படும் பித்த நீர் செரிமானத்தில் முக்கியப் பங்காற்றுகிறது. எஞ்சிய குளுக்கோசை, கிளைக்கோஜனாக மாற்றி சேமிக்கிறது. இப்படி கல்லீரல் செய்யும் வேலைகள் கணக்கில் அடங்காதவை. இவ்வளவு வேலைகளையும் கல்லீரல் எப்போதும் செய்துகொண்டேதான் இருக்கிறது. இவற்றையெல்லாம் தாண்டி, கல்லீரலின் மிக முக்கியமான வேலை ஒன்று இருக்கிறது. நம் ரத்தத்திலுள்ள நச்சுகளை அகற்றும் பணிதான் அது. ஆங்கிலத்தில் DETOXIFICATION என்று அழைப்பார்கள்.

நாம் உண்ணும் உணவுகளில், நாம் அருந்தும் தண்ணீரில்... இன்னும் நாம் அன்றாடம் பயன்படுத்தும் ஏராளமான பொருட்களில் உள்ள உடலிற்கு ஒவ்வாத ரசாயனங்களை அகற்றும் மிக முக்கியமான வேலையை நம் கல்லீரல் செய்கிறது. நம்முடைய கல்லீரல் மட்டும் முழுமையாக பழுதடைந்தால் ரத்தத்திலுள்ள ரசாயன நச்சுகள் ஓரிரு நாட்களில் நம்மைக் கொன்றுவிடும். நம் எதிர்ப்பு சக்தியின் அடிப்படை வேலைகளைச் செய்யக்கூடிய உறுப்பாக இருப்பது கல்லீரல்தான். நச்சுகளை அகற்றும் இந்த வேலையை, பகலின் அன்றாட வேலைகளுக்கிடையில் செய்யாமல் இரவில் செய்கிறது. இரவு 11 மணிக்குத் துவங்கி, அதிகாலை 3 மணி வரையில் நச்சுத்தன்மை அகற்றும் பணி நீடிக்கிறது. இந்த வேலையை பகலில் செய்ய முடியாது. ஏனென்றால், பகலில் நாம் உண்ணும் உணவுகளை சீரணிப்பது முதல் பலவகையான வேலைகள் இருந்து கொண்டேயிருக்கிறது. இரவின் குளிர்ச்சியும், சூழலும் கல்லீரலின் இந்த இயக்கத்திற்கு அவசியம்.

இரவின் கருமையில் என்ன சூழல் புதிதாகக் கிடைத்துவிடப் போகிறது? ஒரு சிசு தாயின் கர்ப்பப்பையில் வளர்வதற்கு இருளும், அதன் சக்தியும், சீதோஷ்ணமும் தேவைப்படுகிறது. செயற்கையாக இன்று டெஸ்ட் ட்யூப் பேபிகளை ஆய்வுக்கூடங்களில் கருக் கொள்ளச் செய்தாலும்கூட, அதை வளர்ப்பதற்காக உபகரணம் இன்னும் கண்டுபிடிக்கப்படவில்லை. கரு வளர்வதற்குரிய விசேஷ சூழல் ஒரு தாயின் கர்ப்பப்பையில்தான் நிலவுகிறது. அதற்காகத்தான் ஆய்வுக்கூடங்களில் உருவாக்கப்படும் செயற்கை கருவூட்டலுக்குக் கூட உயிருள்ள ஒரு வாடகைத் தாயின் கர்பப்பை தேவையாக இருக்கிறது. கர்ப்பப் பையில் என்ன இருள் இருக்கிறதோ, என்ன வெப்பம் இருக்கிறதோ அவைகளை செயற்கையாக நம்மால் தயாரித்துவிட முடியும்தான். ஆனால், அவற்றையெல்லாம் மீறிய கண்ணுக்குப் புலனாகாத ஆற்றல் அங்கு இருப்பதை எவராலும் மறுக்க முடியாது. கர்ப்பப்பை இருட்டில் என்ன விதமான சூழல் நிலவுகிறதோ, அதே மாதிரியான சிறப்புத்தன்மை வாய்ந்ததுதான் இரவின் சூழலும்.

இப்படி சிறப்புத் தன்மை வாய்ந்த இரவுச் சூழலில் நம் கல்லீரல் நச்சுகளை அகற்றி செல்களுக்கு புத்துயிர் அளிக்கிறது. இதுதவிர, மரங்கள், செடிகள் வளர்வதையும், நம் குழந்தைகள் வளர்வதையும் நீங்கள் கவனித்திருக்கிறீர்களா? உயிருள்ள ஒவ்வொரு அணுவும் பகலை விட, இரவுகளில்தான் வளர்ச்சி அடைகிறது. தன்னைத் தானே பராமரித்துக் கொள்கிறது. நீங்கள் டிஸ்கவரி, அனிமல் பிளாநெட் போன்ற தொலைக்காட்சிகளில் பார்த்திருக்கலாம். இரவு முழுவதும் செடிகளின் அருகில் வைக்கப்பட்ட கேமராவில்

அச்செடி வளரும் காட்சிகள் பதிவு செய்யப்பட்டுள்ளன. பகலில் நடக்கும் மாற்றங்களைவிட, இரவுச் சூழலில் மிக அதிகமான மாற்றங்களை ஒவ்வொரு உயிரணுவும் சந்திக்கிறது. இச்சிறப்புத் தன்மை வாய்ந்த இரவுகளில் தூங்குகிறவர்களுக்குத்தான் மேற்கண்ட வளர்ச்சிக்கான மாற்றங்களும், நச்சுத்தன்மை அகற்றமும் முழுமையாக நடைபெறுகின்றன. எனவே இரவுகளில் தூங்குவது என்பது அத்தியாவசியமான உடல் நடவடிக்கை. அதற்கு மாற்று கிடையாது.

தூங்குவதில் வேறென்ன விஷயங்கள் இருக்கின்றன? நாம் தூங்கி விழிக்கும் போதுதான் அத்தூக்கம் முழுமையானதாக இருந்ததா இல்லையா என்பதை நாம் உணரமுடியும். எழும்போது உடல் கனமாகவும், சோர்வுற்றும் இருந்தால் உடலின் இரவுப் பணிகள் இன்னும் முழுமையாக நடைபெறவில்லை என்பதைக் குறிக்கிறது. எழும்போது சுறுசுறுப்பாகவும், அன்றைய புதிய விடியலில் நாம் செய்யப்போகிற வேலைகள் பற்றிய சிந்தனைகளோடும் இருப்பது நல்ல தூக்கத்தின் விளைவு. தூக்கத்திற்கும், பசிக்கும் நெருங்கிய தொடர்புண்டு. முதல்நாள் நாம் உண்ட உணவின் விளைவை தூக்கத்திலும், இரவு தூக்கத்தின் விளைவை மறுநாள் பசியிலும் நாம் பார்க்க முடியும். சரியான தூக்கம் இல்லாதபோது பசியின் தன்மை மாறுபடும். சரியான உணவு முறையில்லாதபோது முழுமையான தூக்கம் இருக்காது. பசியையும், தூக்கத்தையும் சரியாகப் பின்பற்றுவது ஆரோக்கியத்தின் அடிப்படையாகும். இரவில் நாம் தூங்கச் செல்லும்போது வயிற்றில் செரிக்கும் வேலை இருக்கக்கூடாது. அப்போதுதான் கல்லீரலின் பணி முழுமையாக இருக்கும். உடலின் ஒட்டு மொத்த சக்தியும் பராமரிப்பு வேலையைச் செய்யும். அதனால் இரவு உணவை எட்டு மணியளவில் எளிதாக சீரணிக்கக்கூடிய வகையில் வைத்துக்கொள்வது தூக்கத்திற்கும், அதன் பணிகளுக்கும் துணையாக இருக்கும். அதற்குப்பிறகு பசி உணர்வு ஏற்பட்டால் பழங்களை மட்டும் தேவைக்கு அளவாக எடுத்துக் கொள்ளலாம்.

உடலின் மருத்துவரை வலிமையானவராக வைத்துக் கொள்வதற்குத் தேவையான நான்கு அம்சங்களில் இரண்டு முக்கியமான விஷயங்களைப் பார்த்துவிட்டோம். எஞ்சிய இன்னும் இரண்டு விஷயங்கள் ஓய்வும், தாகமும். தூக்கத்தையும், பசியையும் ஒழுங்குபடுத்தி பின்பற்றத் துவங்கிவிட்டால் பிற விஷயங்களைச் சரி செய்வது மிகச் சுலபம்தான்.

ஓய்வைப் பொறுத்தவரை உடலே தேவையின்போது அதைப் பெற்றுக் கொள்ளும். தூக்கமும், ஓய்வும் ஒன்றுதானே? என்ற

சந்தேகம் உங்களுக்கு வரலாம். தூக்கம் என்பது உடலுக்கு அவசியமான, இரவில் மட்டுமே முழுமையாக நடைபெறும் விஷயம். ஆனால் ஓய்வு என்பது நம் உடல் சோர்வுறும் போதெல்லாம் எடுத்துக் கொள்ளும் உடனடி புத்துணர்ச்சி.

தொடர்ந்து நாம் ஒரு வேலையில் ஈடுபட்டிருக்கும்போது, இடையில் ஒரு அயர்ச்சி ஏற்படுகிறது அல்லவா? அந்த நேரத்தில் ஒரு இடைவெளி தருவதுதான் ஓய்வு. நடக்க முடியாதபோது உட்காருவதும், உட்கார முடியாதபோது எழுந்து நிற்பதும், வேலை செய்யும்போது சற்று இளைப்பாறிக் கொள்வதும், அன்றாட பணிகளைச் செய்ய முடியாமல் உடல் சோர்வுறும் போது படுத்து ஓய்வெடுத்துக் கொள்வதும் உடலைப் புத்துணர்ச்சி அடையச்செய்யும். இதுமதிரியாக நாம் இடைவெளி தராமல் தொடர்ந்து வேலை செய்வோமானால் ஒரு கட்டத்தில் உடல் கட்டாய ஓய்வைக் கோரும். அப்போது நம்மால் இயங்க முடியாத அளவிற்கு உடல் களைத்துப்போகும். எனவே, உடலிற்கான ஓய்வை உடலே கேட்டுப் பெறும். உடல் கேட்கிற சிறு ஓய்வுகளை அவ்வப்போது நாம் கொடுத்து வருவோமானால், எதிர்ப்பு சக்தி என்னும் மருத்துவர் முழு பலத்தோடு நம்முடன் இருப்பார்.

அடுத்ததாக தாகம். தாகம் என்பது உடலின் நீர்த்தேவையைக் குறிக்கிறது. பசி எவ்வாறு உணவு கேட்கிறதோ அதேபோல தாகம் என்பது தண்ணீர் கேட்கிறது. உடல் கேட்காமல் நாம் தண்ணீர் தர வேண்டியதில்லை. உடலில் எப்போதெல்லாம் நீர்த்தேவை ஏற்படுகிறதோ அப்போதெல்லாம் நம் உடல் தண்ணீரைக் கேட்டு தாகத்தை ஏற்படுத்துகிறது. பசியில்லாதபோது நாம் சாப்பிட்டால் எப்படி உடலுக்குச் சுமையாக மாறுமோ, அதுபோலவே தாகமில்லாத போது அதிகமான தண்ணீர் குடிப்பதும் உடலுக்குச் சுமையாக மாறும்.

இப்போது நமக்கு ஒரு சந்தேகம் எழலாம். அதிகாலையில் இரண்டு லிட்டர் தண்ணீர் அருந்துவது உடலுக்கு நல்லது என்ற கருத்து பொதுவாக இருக்கிறதே... அதுவும் உடலுக்குச் சுமையை ஏற்படுத்துமா? ஆம். கண்டிப்பாகச் சுமையை ஏற்படுத்தும். ஒரு நாளைக்கு ஒரு மனிதனுக்கு ஏற்படும் மொத்தத் தண்ணீர்த் தேவையின் அளவுதான் இரண்டு லிட்டர். இதுவும் ஒரு சராசரியான கணக்குத்தான். சராசரி என்றாலே யாருக்கும் பொருந்தாத ஒரு கணக்கு என்று பொருள். அப்படிக் கூறப்பட்ட சராசரி அளவின் அடிப்படையில், ஒருநாள் முழுக்கத் தேவையான தண்ணீரை காலையிலேயே குடித்துவிட்டால் நல்லதுதான் என்ற கருத்தின் அடிப்படையில் அப்படிக் கூறப்படுகிறது. ஒரு நாளைக்கு மூன்று

வேளை பசி எடுக்கிறது என்பதற்காக, காலையில் எழுந்தவுடன் மூன்று வேளை உணவையும் மொத்தமாகச் சாப்பிட்டுவிட முடியுமா? அது போன்றதுதான் மொத்தமாக தண்ணீர் குடிப்பதும்.

பொதுவாக ஒரு மனிதனுக்கு காலையில் தாகம் இருக்குமா? இரவு முழுக்க தூக்கத்தில் கிடைத்த குளிர்ச்சியின் புத்துணர்ச்சியில் பெரும்பாலான நபர்களுக்கு காலை எழுந்தவுடன் தாகம் இருக்காது. அந்த நேரத்தில் தண்ணீர் குடிப்பது தேவையற்ற வீண் வேலை. அப்படி இரண்டு லிட்டர் தண்ணீரை ஒரே தடவையில் குடிக்க முயற்சி செய்துபாருங்கள்? உங்கள் உடல் என்ன சொல்கிறது என்று கவனியுங்கள். குமட்டல் உணர்வு தோன்றும். அதையும் மீறி தண்ணீர் குடித்தால் வாந்தி வந்துவிடும். அப்படியானால் உடல் என்ன சொல்ல விரும்புகிறது? தண்ணீரை இப்போது குடிக்க வேண்டாம் என்று உடல் தடுக்கிறது. எப்போது தாகம் இருக்கிறதோ அப்போது தண்ணீர் குடித்தால் போதும். இங்கே நாம் கவனிக்க வேண்டிய விஷயம் என்னவென்றால் தாகத்திற்கு தண்ணீருக்குப் பதிலாக குளிர்பானங்களோ, டீ அல்லது காபி போன்றவைகளையோ தரக்கூடாது. தாகத்திற்கு தண்ணீர்தான் பொருத்தமானது. சுவையுள்ள பிற பானங்கள் அனைத்தும் உணவுப்பொருட்கள். அவற்றை தண்ணீருக்கு மாற்றாகப் பயன்படுத்தக் கூடாது.

அதேபோல, பசித்துச் சாப்பிடும்போது தண்ணீர் குடிக்க வேண்டியதில்லை என்பது பொதுவிதி. ஏனென்றால் பசி இருக்கும் போது தாகம் ஏற்படுவதில்லை. தாகம் இருக்கும்போது பசி ஏற்படுவதில்லை. ஆனால், இந்தப் பொதுவிதி நம் உணவுகளைப் பொறுத்து மாறுபடும். நாம் சாப்பிடுகிற உணவு அதிக வெப்பத்தை ஏற்படுத்தும் தன்மையோடும், மசாலாப் பொருட்களின் மிகுதியால் தண்ணீர் தேவைப்படும் நிலையும் சில நேரங்களில் ஏற்படலாம். பொதுவிதியின்படி சாப்பிட்டு அரை மணி நேரம் கழித்துத்தான் தண்ணீர் குடிப்பேன் என்று உடலை மறுக்க வேண்டியதில்லை. பொதுவிதியை விட, உங்கள் உணவு மாற்றத்தால் ஏற்படும் உடலின் தேவைதான் மிக முக்கியம். சாப்பிடும்போது தண்ணீர்த் தேவை ஏற்பட்டால் தேவையான அளவு தண்ணீர் குடிக்கலாம். அப்படி குடிப்பது செரிமானத்தை எளிமையாக்கும்.

தாகத்திற்கு தண்ணீர் குடிக்கும்போது நாம் கவனிக்க வேண்டிய முக்கியமான விஷயம் தண்ணீரின் அளவு பற்றியதுதான். எப்போது தண்ணீர் குடிக்க வேண்டும் என்ற கேள்விக்கு தாகம் இருக்கும் போது என்ற விடையையும், எப்போது தண்ணீர் குடிக்கக்கூடாது என்ற கேள்விக்கு தேவையில்லாதபோது என்ற விடையையும்

நாம் அறிந்து கொண்டோம். எவ்வளவு தண்ணீர் குடிக்க வேண்டும் என்பது முக்கியமானது.

நாம் சாதாரணமாக தண்ணீர் குடிக்கும்போது ஒரு பாட்டிலில் தண்ணீரை ஊற்றுவதுபோல உதடு ஒட்டாமல் தூக்கிப்பிடித்து வாய்க்குள் ஊற்றுகிறோம். இப்படி ஊற்றும்போது பாட்டில் நிறைவதுபோல நம் இரைப்பை நிறைகிற வரை தண்ணீரை ஊற்றுவோம். ஆனால் உடலின் தேவை எவ்வளவு என்பதை நாம் எப்படி உணர்வது? தண்ணீர் குடிக்கும்போது உதடுகள் நனையும் படி, வாய் வைத்துக் குடிக்க வேண்டும். அவ்வாறு குடிக்கும்போது உடல் தேவையான அளவை மட்டுமே உள்ளே அனுமதிக்கும். கட கடவென்று உதடு படாமல் லிட்டர் கணக்கில் தண்ணீர் குடிப்பவர்கள், வாய் வைத்து உதடு பட்டு தண்ணீர் குடிக்கும்போது குறைந்த அளவு தண்ணீரே போதுமானதாக உணர்வார்கள். இந்த ஒரு மாற்றத்தை நாம் தண்ணீர் அருந்துவதில் செய்வோமானால் உடலின் நீர்ச்சமநிலை எப்போதும் சரியாக இருக்கும்.

உடலின் அடிப்படைத் தேவைகளான பசி, தூக்கம், தாகம், ஓய்வு போன்றவற்றை கவனித்து, அவற்றை நிறைவு செய்வோமானால் முழு ஆரோக்கியத்தை நாம் நிலைப்படுத்திக்கொள்ள முடியும். இவ்வாறு நம்முடைய எதிர்ப்பு சக்தி என்னும் மருத்துவர் முழு பலத்தோடு இயங்குவதற்கு துணைநிற்க முடியும். நம் அக மருத்துவர் முழு பலத்தோடு இருக்கும்போது சராசரி மனிதர்களைப் போல நாம் ஒவ்வொன்றையும் பார்த்து பயப்பட வேண்டியதில்லை.

உடலின் எதிர்ப்பு சக்தியை வலுவானதாக வைத்திருந்தால் எதிர்வரும் நோய்களைப்பற்றி பயப்பட வேண்டியதில்லை. சரி. இது நோயை வருமுன் காக்கிற ஒரு வாழ்வியல் திட்டமாக இருக்கிறது. ஆனால் நோய்வாய்ப்பட்ட நிலையில், அதன் தொந்தரவுகள் உடலைப் பாதித்த நிலையில் நாம் இதே முறைகளைக் கையாளலாமா? இங்கே நாம் கற்றுக்கொண்ட முறை என்பது எல்லா காலங்களிலும் பயன்படுவது. நம்முடைய உடலில் தொந்தரவுகள் ஏற்படுவதற்கு நம் பழக்கவழக்கங்களின் மூலம் உடலில் தேங்கிய கழிவுகள்தான் காரணம். இந்தக் கழிவுகள் நம் எதிர்ப்பு சக்தியால் வெளியேற்றப்படுவதைத்தான் நாம் தொந்தரவுகளாக உணர்கிறோம். நாம் விளங்கிக்கொண்ட பழக்கவழக்கங்களைக் கடைபிடிக்கும்போது புதிய கழிவுகள் தேங்காமல் இருப்பது மட்டுமல்லாமல், ஏற்கனவே நம் உடலில் தேங்கியுள்ள கழிவுகளும் வெளியேற்றப்படும். நம் உடல் எந்தவிதமான பாதிப்புகளை அடைந்திருந்தாலும், அது கழிவுகளால் ஏற்பட்டதுதான். அக்கழிவுகளை வெளியேற்றுகிற வேலைகள் நடைபெறவும், பாதிப்படைந்த உள்ளுறுப்புகள்

புத்துணர்ச்சி அடையவும் மேற்கண்ட வாழ்வியல் முறை துணைபுரிகிறது.

ஒரு நபர் தன்னுடைய இருபதாம் வயதிலிருந்து புகை பிடிக்கிறார். இப்போது அவருக்கு வயது ஐம்பது. தன்னுடைய ஐம்பதாம் வயதில் உடல் ரீதியான பலவிதத் தொந்தரவுகள் ஏற்பட்டதால் அவர் புகைப் பழக்கத்தைக் கைவிடுகிறார். புகைபிடிப்பதை நிறுத்தியவுடன் அவருக்கு இருமல் ஏற்படுகிறது. சளி வெளியேறத் துவங்குகிறது. இத்தனை வருடங்களாக புகை பிடிக்கும் பழக்கத்தால் நுரையீரல் மூலமாக உடலின் ஒவ்வொரு செல்லிற்கும் பரவியிருக்கும் (நிகோடின்) ரசாயனத்தை உடல் வெளியேற்றத் துவங்கியதன் அறிகுறிதான் இருமலும், சளியும். இத் தொந்தரவுகளைக் கண்டு பயந்து அவர் "முப்பது வருடங்களாக புகைபிடித்தபோது இல்லாத இருமலும், சளியும் இப்போது வந்துவிட்டது. புகைபிடிப்பதை நிறுத்தியதால்தான் இது வந்தது" என்று கூறி புகைப்பழக்கத்தை மறுபடியும் துவங்கிவிடுவாரானால் அது சரியா? இப்போது புதிய ரசாயனங்கள் உள்ளே அனுப்பப்படாததால்தான் உடலின் உள்ளே தேங்கிய ரசாயனங்கள் வெளியேறிக் கொண்டிருக்கின்றன. மறுபடியும் புதிய ரசாயனங்களை அனுப்பத் துவங்கினால் கழிவுகளின் தேக்கம் கூடுதலாகி, அது தேங்கியுள்ள பகுதிகளில் பாதிப்பு துவங்கும். இந்த உண்மையைப் புரிந்துகொண்டு புகைப் பழக்கத்தை நிறுத்தி விடுவாரானால், ஏற்கனவே கழிவுகளால் ஏற்பட்ட பாதிப்பும் படிப்படியாக நீங்கி ஆரோக்கியமான உடலைப் பெறுவார்.

இங்கே நாம் விளங்கிக்கொண்ட வாழ்வியல் முறையைக் கடைப்பிடிக்கத் துவங்கும்போது ஏற்படும் சின்னச் சின்ன தொந்தரவுகளும் இந்த வகையானதுதான். படிப்படியாக கழிவுகள் உடலில் இருந்து நீங்கும்போது முழுமையான ஆரோக்கியம் நிலைக்கும். நாம் பயன்படுத்தும் உணவுகளில் உள்ள ரசாயனங்கள், தண்ணீரில் உள்ள ரசாயனங்கள், காற்றின் மாசுபாடு, கிருமிகள் பற்றிய பயமுறுத்தல்... என எந்த ஒரு அச்சுறுத்தலுக்கும் அசையாத நபராக நம்மால் வாழ முடியும்... நம்முடைய எதிர்ப்பு சக்தி என்ற மருத்துவர் சரியாக இருந்தால்.

அமெரிக்காவில் நடந்த இன்னொரு சம்பவத்தைப் பார்த்துவிட்டு நூலை நிறைவு செய்வது பொருத்தமானதாக இருக்கும். அயர்லாந்தில் பிறந்து, அமெரிக்காவில் வாழ்ந்து கொண்டிருந்தவர் டாக்டர்.ஜோசப் மர்பி. உளவியலில் டாக்டர் பட்டம் பெற்றிருந்த மர்பி தன் இளம் வயதில் தெற்காசிய நாடுகளின் மதங்களைப் பற்றிய ஆராய்ச்சியில் ஈடுபட்டிருந்தார். உளவியல் சார்ந்த புதிய கருத்துகளை நோக்கி

அவர் நகர்ந்து கொண்டிருந்த காலத்தில் அவர் தோல் புற்று நோயால் பாதிக்கப்பட்டார். உடலைப் பற்றிய கவனமின்றி அவர் தொடர்ந்து கொண்டிருந்த ஆராய்ச்சியின் இறுதியில் டாக்டர். மர்பி கைவிடப்பட்ட புற்றுநோயாளிகளில் ஒருவராக மாறினார். அவர் தன்னுடைய உடலை கவனிக்கத்துவங்கியபோது தோல் புற்றுநோய் முற்றிய நிலையில் மருத்துவமனையில் இருந்து வெளியேற்றப்பட்டார்.

புற்றுநோய் படிப்படியாக மோசமான நிலையில், பாதிரியார் ஒருவரைச் சந்தித்தார் மர்பி. அவர் கூறினார் "ஒரு கைக்கடிகாரத்தை ஒருவர் உருவாக்குகிறார் என்றால் அது உருவாக்கப்படுவதற்கு முன்பு அதைப்பற்றிய தெளிவான எண்ணம் அவருக்கு இருந்திருக்கும். அதே கடிகாரம் பின்னால் பழுதடைந்தாலும் அந்த தெளிவான எண்ணத்தால் அதை அவரால் சரியாக்கிவிட முடியும். ஏனென்றால் அது அவரால்தானே உருவாக்கப்பட்டது?" இந்த உவமை மர்பிக்கு மனதைப் பற்றிய தெளிவைக் கொடுத்தது. மனது உடலின் இயக்கத்தில் பெரும் பங்காற்றுகிறது என்பதைப் புரிந்து கொண்டார். மனதின் தெளிவு உடலின் தெளிவாக மாறும் என்பதையும் டாக்டர். மர்பி உணர்ந்தார். மூன்றே மாதங்களில் எவ்விதமான மருத்துவத்தின் உதவியும் இன்றி தோல் புற்றுநோயிலிருந்து முழுமையாக குணமடைந்தார் மர்பி. "புற்றுநோய் எப்படி குணமானது என்பது என் மருத்துவருக்கு வேண்டுமானால் அற்புதமாக இருக்கலாம். ஆனால் என் மனதைப் பொறுத்தவரை, உடலைப் பொறுத்தவரை குணமாதல் என்பது அதன் இயல்புதான்" என்கிறார் டாக்டர். மர்பி. அவருடைய முப்பதிற்கும் மேற்பட்ட உளவியல் நூல்கள் இன்றைய நவீன உளவியலின் போக்கையே திசை மாற்றியிருக்கின்றன.

ஒற்றை செல்லில் இருந்து நம்மைப் உயிர்ப்பித்து, இந்த நிமிடம் வரை நம்மைப் பராமரித்துக்கொண்டிருக்கும் நம் உடல் என்னும் மருத்துவரை முழு பலத்துடன் இயங்க அனுமதிப்போம். நம் பழக்கவழக்கங்கள் மூலமும், பயத்தின் மூலமும் நாம் ஏற்படுத்தும் செயற்கை இடையூறுகளைக் கைவிடுவோம்.

மருந்துகளே இல்லாத உடல்நலத்தைப் பெறுவோம்!

மருத்துவமே தேவையற்ற மனிதர்களாய் உயர்வோம்!!